ARTRITIS

•••••••••••••••••••••••••••••••

AIDE et CONSEILS – ALTERNATIVE NATURELLE TRAITEMENT.

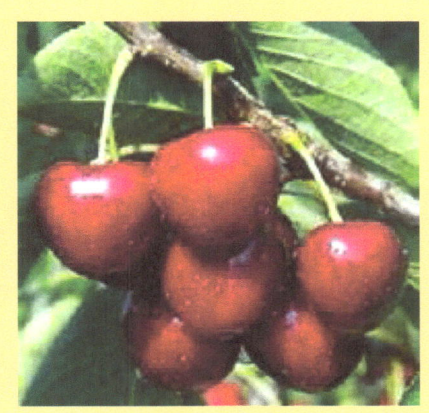

Rédigé par: SHEILA BER – conseiller en naturopathie.

INTRODUCTION :

Je suis un technologue microbiologiques et chimiques, qui travaille actuellement comme consultante en naturopathie.

Je vous écris ce livre afin de fournir conseils et aide, pour traiter les

et prévenir l'arthrite et problèmes connexes, en supprimant les causes profondes, plutôt que de traiter uniquement les symptômes.

Il existe de nombreux facteurs internes et externes, qui influent sur la

le corps et qui affectent comment tu te sens, penser, agir, manger. Voici tous les

qui se manifeste souvent aussi dans la douleur arthritique qui provoque

souffrances inutiles.

Les conseils donnés dans ce livre, est de mon micro-arrière-plan biologique/chimique, aussi bien à partir de mon expérience personnelle.

Je dédie ce livre à la fois mon fils : Bernard et Philip. Particulièrement aussi à tous ceux qui cherchent le simple, naturelle et

un traitement efficace pour éliminer les symptômes arthritiques et

la douleur qui lui est associée.

INDEX :

Il existe de nombreux types d'arthrite, allant de l'arthrose à l'arthrite rhumatoïde. L'arthrose se caractérise par l'usure du cartilage. La polyarthrite rhumatoïde, d'autre part, est l'inflammation des articulations résultant d'une infection virale ou une réponse auto-immune. Bien que la cause réelle de l'arthrite n'est pas encore totalement connue, plusieurs causes possibles peuvent être dû à: blessures, infections, métabolisme anormal ou une hyperactivité du système immunitaire.

En raison de diverses causes, programmes de traitement seraient donc se concentrer sur les causes spécifiques.

Les symptômes courants de l'arthrite sont : douleurs, fièvre, raideur articulaire, chaleur, rougeur et gonflement.

En outre, des déformations pouvant découler les fonctions conjointes limitées. Si laissé non traités, d'autres organes du corps tels que les reins, cœur et poumons peuvent obtenir touchés.

MON MEILLEUR CONSEIL POUR VOUS:

Le basic causes qui contribuent à l'arthrite sont les suivants :

1) Haute activité microbienne qui provoque une inflammation.

Prendre des probiotiques ! Ils ont de nombreux avantages pour la santé, et ils aident à combattre et à éliminer les microbes qui causent l'inflammation.

Éliminer quotidiennement! Chimiques et microbiens Circulent de toxines dans votre corps, ayant une incidence sur vos articulations négative, causant une inflammation, douleur et gonflement. Aide d'élimination quotidienne réduire tous ces symptômes.

2) Action mécanique des articulations et l'érosion du cartilage.

Cartilage agit comme un isolant entre les os. Causes varient et comprennent l'usure : usage constant, abus ou mauvais usage de la articulations, qui augmentent le risque de dommage pour eux.

Réduire au minimum porter des talons hauts. Portez des chaussures confortables qui vous fournissent un soutien adéquat.

Vérifiez également équilibrer votre corps. Corps déséquilibré affecte la façon dont vous marchez et donc affecte également la fonction mécanique de vos genoux. Si vous sentez que vous manquent d'équilibre, voir un chiropraticien ou un physiothérapeute. Vous devrez peut-être ajuster votre dos et la posture périodiquement.

* Exercice : Faire des exercices quotidiens, vos limites confortables, avec un peu de défi ou de résistance, sera vous aider à construire

l'endurance, l'équilibre et la mobilité.
S'il vous plaît voir l'article
#10 ci-dessous, pour plus d'informations.

3) **Pression** - pression de poids lourds, sur les
articulations, surtout aux genoux, peuvent
contribuer à davantage de dégâts et de l'érosion
du cartilage, les tendons et les os.Ne pas
transporter des charges lourdes. Poignée de
poids que vous ressentez est léger, et qui ne sera
pas exercer de pression sur vos genoux.
Vos genoux transportent la grande partie du
poids de votre corps.

Si vous êtes en surpoids, vous bénéficierez de
beaucoup de perte de poids qui se sent à l'aise
pour vous, et qui bénéficiera également vos
genoux et autres articulations.

4) Température -garder vos articulations chaudes, en particulier les genoux pendant les saisons fraîches et froides.

Les genoux sont très sensibles au froid. Température froide aggrave et raidit, ainsi que tous les autres joints, entraînant l'inflammation et la douleur, surtout si vous souffrez déjà d'une certaine de l'arthrite.

Solution : Porter des jambières, qui peut être tirés sur vos genoux, jour et nuit, afin de s'assurer qu'ils restent constamment chaudes! Vous pouvez obtenir acryliques leg warmers au plus les magasins Dollarama, à un prix très bas.

Remarque : garder les genoux au chaud, quand la température de votre entourage est moins 15° C, fait un monde de différence, comment sentir tes genoux!

5) *L'humidité* *-niveau élevé d'humidité dans l'air et environnement défavorable représentent à basse pression barométrique pour les personnes souffrant d'arthrite.*
* Prendre soin de vos articulations, en particulier les genoux, en appliquant une barrière sur la zone des articulations.

Solution : Une barrière convenable peut être toute huile de cuisson ordinaire et en bonne santé, tels que les pépins de raisin, amande, moutarde ou même l'huile de Canola. Masser tous les jours, ce qui précède sur la zone du joint, pendant quelques secondes. L'huile laisse une couche, qui maintiendra l'humidité dehors.

En outre, les huiles qui sont riches en anti-oxydants, lors de la pénétration de la peau, vos articulations fournira des avantages pour la santé excellente, ainsi que tant besoin de lubrification.

6) <u>Imbalanced corps pH</u>. Votre pH du sang doit être légèrement alcalin, et si elle est acide, il donne lieu à une activité microbienne supérieure dans votre corps, carence en oxygène, donc plus élevé niveau de l'inflammation, qui se manifeste à bien des égards.

Dans l'ensemble corps pH a un effet important sur toutes les articulations, organes, vaisseaux sanguins, tissus, hormones, bref, tout le corps systèmes. Un pH acide est attribuable à une consommation <u>élevée</u> de sucres/glucides, protéines, graisses et huiles et le stress.

Pour alcaliniser tous les jours suivants :
Prendre 1/2 c. à thé bicarbonate de soude (Arm & Hammer) dans 1 tasse d'eau, 1 tablette de Potassium. Vous devrez peut-être répéter ce qui précède de 2 - 3 fois par jour, afin que votre corps sera légèrement alcaline : pH de 7,0 à 7,5. Pour tester le pH de votre corps, vous simplement tester le pH dans l'urine, comme suit :

Un test simple se fait avec un q-tip (recouvertes de curcuma et a une couleur jaune clair) et est placé sous le flux d'urine.

Si le pH est acide, il restera jaune, et si elle est alcaline, la couleur de la q-tip s'affiche en couleur allant de l'orange au vin rouge.

Orange au vin rouge, sont les couleurs que vous avez à obtenir.

Si vous voyez jaune sur votre q-tip, immédiatement, alcaliniser, en prenant votre bicarbonate de soude de boisson, tel que décrit ci-dessus.

** Pour préparer votre Q-Tips pour le test, suivre les étapes simples suivantes : dans un petit récipient, placez plusieurs cuillères à soupe de frotter l'alcool éthylique (pharmacie S.D.M.). Mélanger : 1/2 c. à thé poudre de curcuma. Bien mélanger. Plongez les 10-20 Q-Tips dans le mélange.

Laissez sécher au-dessus d'une feuille de papier. Les couper en 1/2, donc vous pouvez utiliser les deux extrémités pour plus de tests. Vous aurez un mois d'alimentation pour faire vos tests de pH tous les jours.

7) <u>Déséquilibre électrolytique</u> - *Si vos liquides électrolytes organiques ne sont pas équilibrés, la conductivité électrique dans vos articulations n'est pas optimale. Ce qui entraîne moins de ce qui suit :*

la circulation sanguine, oxygène, nutriments et énergie.

Pour équilibrer votre électrolytes prennent tous les jours : Potassium Multi-minerals et aussi 1 comprimé 99 mg - 1-2 fois par jour.

8) <u>Régime alimentaire</u> -*Régime qui se compose de la malbouffe qui contiennent également des mauvaises huiles et graisses, qui peuvent être dangereux et toxiques à vos articulations et le corps en général, les glucides et les sucres excessives.*

Sucres élevés diètes sous toute forme, y compris les hydrates de carbone (glucides), vont nourrir les bactéries anaérobies et de levure dans votre corps, les multiplie et augmentant le niveau microbien, qui se traduira par l'inflammation et la douleur, en conséquence l'érosion du cartilage des articulations et des os.

Réduisez votre consommation de sucres et de glucides !

Remarque : Le miel (monosaccharides) avec modération est bonne.

Il tombe en panne et est absorbée plus rapidement, laissant moins de temps aux microbes pour se nourrir et se multiplier. Miel peut être utilisé dans le café, thé, boulangerie et plus encore.

Il est conservé à la température ambiante, mais il doit être manipulé avec précaution, en utilisant toujours des ustensiles propres en cas d'utilisation, pour éviter toute contamination microbienne.

9) <u>État mental</u> - Si vous rencontrez des stress qui est extrême, ou si vos émotions sont fluctuantes, hors de contrôle. Elle est individuelle, et chaque personne extrême varie, selon leurs capacités d'adaptation.

Trouver des façons positives de s'en occuper et ne le laissez pas s'attarder, car il est dangereux pour votre santé et vos articulations il sentira !

Stress convertit le pH du corps en acides comme suit :

NIVEAU DE STRESS PLUS ÉLEVÉ = AUGMENTATION DE L'ACIDITÉ CORPORELLE.

AUGMENTATION DE L'ACIDITÉ = MICROBIENNE PLUS ÉLEVÉ.

MICROBIENNE PLUS ÉLEVÉE = UNE AUGMENTATION DE L'INFLAMMATION ET LA DOULEUR !

UNE PLUS GRANDE RELAXATION = ACIDITÉ CORPORELLE DIMINUÉE.

UNE DIMINUTION DE L'ACIDITÉ = DIMINUTION DE L'INFLAMMATION ET LA DOULEUR !

ALCALINISER PAR JOUR !
 Voir l'article #6 ci-dessus.

Lorsque le pH du corps est très acide, elle entrave les activités métaboliques normales, entraînant l'inflammation et la douleur.

* Acidité du corps est détectée dans le sang et d'urine, ainsi que dans la salive.

D'arrestation la PROGRESSION de l'arthrite IN YOUR JOINTS, prendre ce qui suit tous les jours :
1) GLS-500 -(Sulfate de Glucosamine) ou GLS-1000, 1 capsule - 2 fois par jour.

Vous pouvez prendre GLS avec de la nourriture, si éprouver aucune gêne.

* Donnez il est temps d'avoir plein effet: 3-4 semaines !

*2) **Boswellia** -une herbe anti-inflammatoire qui est très efficace. 1 comprimé 2 fois par jour.*

*3) **MSM** -(Methylsulfonylmethane) 1000 mg. - excellent pour réduire la douleur et l'inflammation. Prendre 1 capsule 2 fois par jour. Pour l'augmentation de la douleur et l'inflammation, vous pouvez sans risque prendre 1-6 capsules 3 fois par jour, préférablement le ventre vide.*

*4) **Multi-vitamines.***

*5) **B-Complex** - 1 tablette - 1-2 fois par jour, avec de la nourriture, pour aider avec le stress.*

6) *Vitamine D3 - 4 000-6 000 U.I. comprimés, 2 fois par jour, pris avec de l'huile huile/Lin Oméga pour une absorption maximale. La vitamine D est un stéroïde anti-inflammatoire. Il est très bénéfique, particulièrement en concentration plus élevée, pour maintenir l'inflammation au fond.*

Il maintient la santé des os et la thyroïde équilibrée. Vitamine D3 peut être pris en toute sécurité, jusqu'à 10 000 U.I. par jour. Amélioration de la santé, et réduction de l'inflammation, est immédiatement remarqué.

7) *Bêta-carotène - 1 comprimé 2 fois par jour, avec de la nourriture. Il aide à combattre l'inflammation!*

Il convertit en vitamine A et est stocké dans le foie.

8) <u>Huile de foie de morue</u> , *huile de foie de morue est fortement anti-inflammatoire, telle qu'elle est forte dans ce qui suit : vitamine A & D, oméga 3, EPA et DHA.*

L'huile a de nombreux bienfaits pour la santé. Je ne peux pas souligner assez, c'est comment utile dans réduire l'inflammation et la douleur dans le articulations, ainsi que dans tout le corps.

Prendre 2-4 c. à soupe huile liquide par jour, avant ou après les repas. Huile de foie de morue réduit également le taux de cholestérol de corps, aide à dégager l'inflammation de les poumons et elle atténue les symptômes de dépression !

9) *Aspirine - 81 mg <u>enduit</u> - même tous les deux jours.*

Prenez-le avec de la nourriture seulement ! Il est très efficace pour réduire l'inflammation.

Vous pouvez vérifier cela en vérifiant votre sang ESR (vitesse de sédimentation) niveau, lorsque vous prenez un test sanguin.

10) - Le Citrate de calcium ce formulaire est plus absorbable. Prendre 1 200 prıcıdant mg par jour, ainsi que de la vitamine C, pour faciliter davantage l'absorption, à maintenir des os solides.

11) Enzymes – ils promeuvent meilleur métabolisme, Et faciliter la digestion. Traitements enzymatiques pour la polymérisation de l'arthrite ont produit de loin plus de résultats positifs.

L'utilisation d' <u>enzymes protéolytiques</u> telles que Serrapeptase a démontré que ces enzymes sont capables de dissoudre les morts ou les tissus cicatriciels sans endommager les tissus de mode de vie sain.

Ils sont l'alternative beaucoup plus sûre pour stéroïdiens et non stéroïdiens inflammatoires such comme AINS. Ils sont également considérés comme <u>une option plus sûre</u> sur n'importe quel traitement exotique.

12) *Coenzyme Q10* – Coenzymes sont des composés organiques essentielles qui s'attachent aux enzymes pour les aider à catalyser toutes réactions.
Coenzyme Q10 renforcent le système immunitaire, et contribue à la production d'énergie.

13) *Cerises* – *les baies sont très utiles en réduisant l'inflammation, et ils sont riches dans beaucoup de vitamines notamment A, C et en Potassium.*
Ils aident à réduire l'acidité du corps.
Vous pouvez les avoir fraîches ou sous toute autre forme.

Cerise sirop dilué dans un verre d'eau, est également utile.

14) *Bracelet de cuivre* - *cuivre est soupçonné d'avoir des propriétés antioxydantes pour empêcher les radicaux libres d'endommager les joints. Cuivre est peu à peu absorbé par la peau, soulager la douleur.*

Vous pouvez le porter jour et nuit. Ça marche !

15) **Exercice & Yoga** - *vous devez faire preuve chaque jour, 15-20 minutes, à garder vos articulations, ainsi que vos muscles de devenir raide. Si vous n'avez pas, vous ferez l'expérience mauvaise mobilité.*

Lorsque vous mobiliser ou travailler vos articulations et muscles, votre corps secrets biochimiques lubrifiantes fluides essentiels, peu à peu vous aidant à atteindre une mobilité optimale.

<u>NOTE</u> : Même si vous avez des douleurs, faire vos meilleurs efforts pour exercer. Vous serez seulement vous sentir mieux plus tard, comme la douleur finit par disparaisse !

Fluides de lubrification lentement rendent plus facile à exercer. Si vous êtes dans la douleur extrême, vous pouvez prendre Tylenol, 1/2 heure avant l'entraînement.

Yoga -Faire du yoga encore 10-15 minutes par jour, allongé sur le dos confortablement, vous fournira de nombreux avantages pour la santé, physiquement, mentalement et spirituellement. Vous pouvez vérifier certains exercices dans les sites Web suivants :

http://www.eHow.com/way_5344176_top-yoga-exercises-hip-pain.html
et
http://www.livestrong.com/article/419696-Gentle-Exercises-
Quand-couché /

J'espère que vous trouverez ces informations très utiles.

BER SHEILA, 2012.

Clause de non-responsabilité

SHEILA BER BIOGRAPHIE   2012.

Professionnellement :

Je suis un **Technologue microbiologiques et chimiques**, *travaille actuellement comme* **conseiller en naturopathie**.
J'ai travaillé en microbiologie et en chimie, pendant environ 12 ans, dans les industries pharmaceutiques, cosmétiques et produits de toilette.

J'ai commencé comme un analyste microbiologiques et chimiques. J'ai effectué :
analyses chimiques et microbiologiques des matières premières, produits finis, variété de matériaux d'emballage et leur compatibilité avec les différentes gammes de produits finis.

Analyse chimique des essais ont été réalisés avec des instruments à jour technologiquement avancés, tels que les spectrophotomètres et autres appareils.
Tests microbiologiques dont l'incubation des échantillons et des études au microscope d'une variété de bactéries, levures et champignons.

J'ai également été impliqué dans la recherche & développement et dans les formulations de la grande variété de produits.
J'ai effectué plusieurs formulations et modifié certaines lorsque requis.

J'ai avancé quelques années plus tard, à un poste plus élevé avec le titre de gestionnaire de contrôle de la qualité.

Mon travail compris :
1) Contrôle de la qualité des matières premières, produits finis, emballages.

2) J'ai été chargé de gérer et de soutenir le personnel de laboratoire.
3) En outre, j'ai effectué des inspections sur les installations de plancher de production, l'équipement, y compris le système de ventilation et d'autres systèmes. Des rapports mensuels sur les résultats, mes recommandations et mise en œuvre des mesures correctives requises.

4) Communication avec Santé Canada, plus particulièrement pour obtenir les approbations réglementaires pour les nouveaux produits et de nouveaux brevets. Leur fournissant de la documentation et renseignements contenus des matières concernées, dans toutes les formulations. J'ai énormément apprécié toutes les fonctions ci-dessus.

Il est très techniquement travail impliqué, très intéressant et stimulant.

Personnellement :

En général, je suis plutôt non conventionnelle, mais en vieillissant, je deviens un peu plus conventionnel.
J'aime les choses tout droit simple, sans complication !
J'aime aider les gens. J'essaie de voir les choses, des situations, des perspectives différentes.
S'abstenir de juger les autres, mais j'ai besoin de connaître tous les faits et les raisons de leur comportement, pensées et actions, avant de former une opinion.
Je prends tout avec un grain de sel, toujours séjour vigilants et prudent.

La vie a ses hauts et des bas, mais j'essaie toujours de rester à flot. Essayer est le maître mot !

Souvent, je vérifie mes attentes et peut baisser à certains moments, pour garder les choses en perspective.

À l'âge de 20 ans, j'ai terminé 2 années de service dans l'armée, dans le poste de sergent. C'était sans aucun doute, une expérience de vie importants pour moi.

J'ai deux grandi fils. Je les aime très très cher !
J'aime être une mère bienveillante, pas parfaite, avec toujours
place à amélioration.

ÉDUCATION :

J'ai gradué avec **distinction en Science,** et avec **Distinction en physique.**

Seneca College
Technologie microbiologique et chimique
École technique
Rédaction de l'architecture et mécanique

École de comptabilité
Comptabilité générale

OCCUPATION :

Je travaille actuellement comme consultante en naturopathie.

EXPÉRIENCE PROFESSIONNELLE :

Toronto - société de négoce des drogues
Microbiologiques et chimiques technologue

FABERGE - Toronto
Contrôle de la qualité / gestionnaire de laboratoire

REVLON - Toronto
Contrôle de la qualité / gestionnaire de laboratoire

ACCENTURE Business Services - Toronto
Comptabilité/Administration

J'ai a vécu :
1) Toronto, Canada,

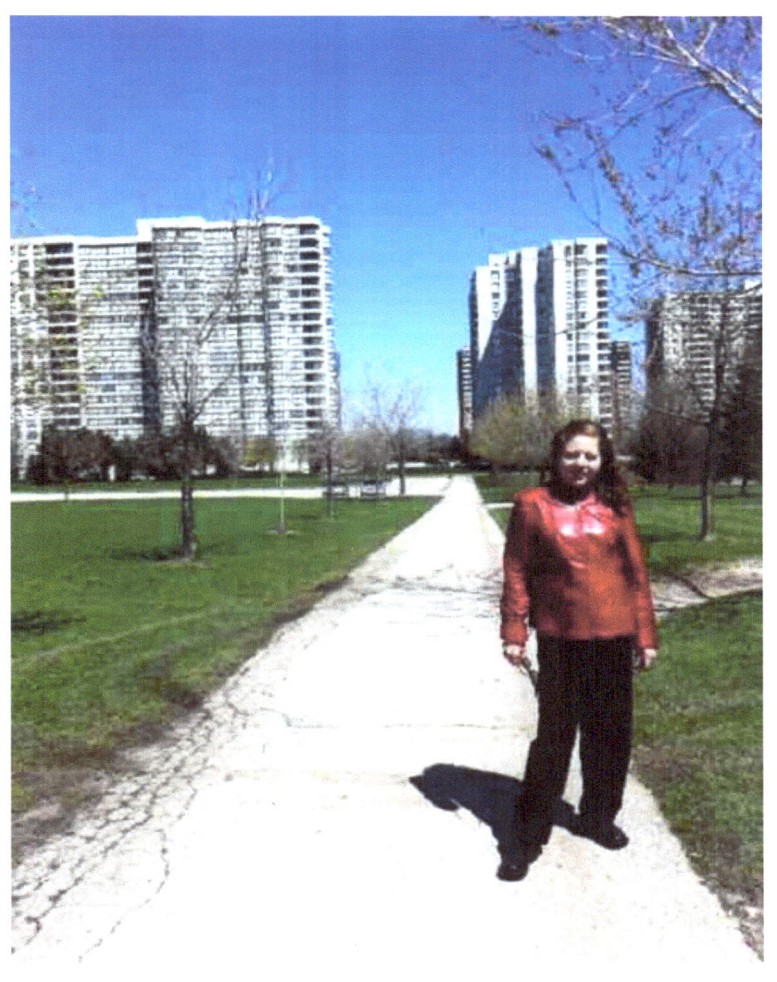

SHEILA BER, 2012.

(SHULLA)

Avis de non-responsabilité.

ALCALINISER et survivre !